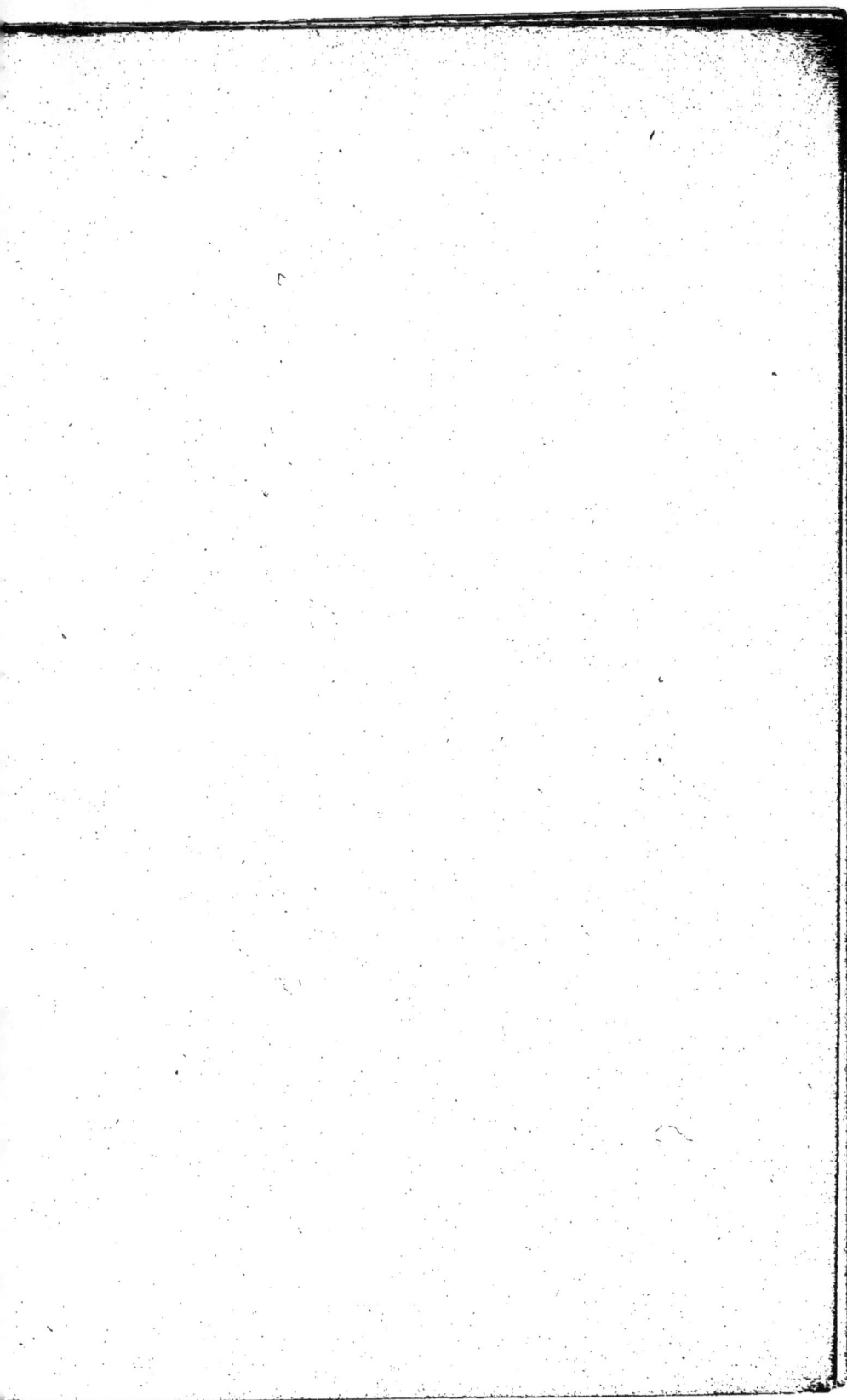

LES DANGERS DE LA MODE

CONFÉRENCE

FAITE AU CERCLE ARTISTIQUE DE MARSEILLE

Le 23 Avril 1869.

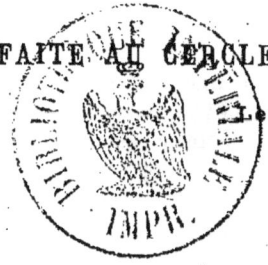

MESDAMES, MESSIEURS,

Faire le procès de la grande Empereire du monde, comme disait Montaigne ! Oser lutter contre cette puissante Souveraine qui règne en tout pays, qui séjourne plus spécialement en France, qui de Paris, donne ses ordres aux nations civilisées, et quelque fois, aidée par la coquetterie féminine, même aux barbares, c'est une grande hardiesse.

J'ai d'autant plus à me faire pardonner, que je cède aux lois de la mode, en ma qualité de conférencier, puisque c'est elle qui a tourné le vent aux conférences.

Je ne m'arrêterai point à ce que le vulgaire appelle les frivolités de la mode. En matière de toilette, chez les femmes intelligentes, chez les françaises surtout, rien n'est frivole ; un pli, un nœud de ruban, la disposition d'une fleur, sont le résultat de mûres réflexions et servent à rehausser l'une des 32 beautés du sexe enchanteur ou à dissimuler une erreur de la nature. La toilette est le plus réel et le plus discret confident de la femme ; et si j'osais me lancer dans la voie des Lavater, des Gall, des Débarolles, je créerai un art divinatoire tout puissant applicable aux femmes et dont l'objectif serait l'appré-

4

ciation du caractère, des qualités et des défauts par l'inspection des couleurs préférées de la toilette. — J'appellerai cet art la *Chromatomancie*.

Il est sept couleurs dans l'arc-en-ciel : violet, indigo, bleu, vert, jaune, orange et rouge. — La femme franche s'attife de l'une d'elles, — mais, combien sont peu nombreuses les femmes franches ! aussi voyons-nous s'étaler au grand jour des demi-teintes, formant série du blanc au noir. — Le blanc, sainte mousseline ; pour la 1re enfance, la 1re communion, la mariée, la jeune mère ; le bleu, le rose, le lilas, pour la lune de miel ; le vert, le magenta, pour la vie dissipée ; le marron, le gris pour la vie intime, retour en soi-même ; le gris de fer, vie acariâtre, domination ; enfin du noir je n'en dis rien parce qu'il y a tant de manières de le porter que mon art est encore impuissant à les deviner toutes.

Bien des cœurs trembleraient si mon art divinatoire passait un jour à l'état de science vulgaire .... mais ce temps est fort éloigné, et ce danger quelque peu chimérique. Que ne puis-je en dire autant de l'influence exercée par la mode sur la santé, sur l'organisme ; ici le mal est réel, la mode étreint la victime de la tête aux pieds. Elle cause une foule d'indispositions, elle enfante un nombre infini d'affections graves ou mortelles. Je me bornerai, dans cette conférence, à constater les préjudices matériels qu'elle porte à l'organisme humain depuis la cime des cheveux jusqu'à l'extrémité des ongles.

Des cheveux ! que n'en a pas fait la mode ?

Il existe une vingtaine de livres qui nous rappellent les vicissitudes de la chevelure dans l'antiquité et dans les temps modernes. J'y renvoie ceux de mes auditeurs qui méditent volontiers sur les choses du passé ; je me borne à vous apitoyer sur le triste sort des têtes d'à-présent.

Généralement, on considère le cheveu comme une matière inerte parce qu'il est insensible. C'est une profonde erreur.

Le cheveu est doué d'une vie propre, c'est un organe,

et ce n'est point impunément qu'on peut le torturer. Je n'ai pas à vous apprendre combien est funeste l'opération du *crêpage* qui tord la tige pileuse et la casse souvent. Les plus belles chevelures ne peuvent résister longtemps aux coups meurtriers du peigne à l'aide desquels les coiffeurs montent ces brillants échaffaudages sur les têtes à *la Fontanges*.

La *frisure* qui s'obtient par l'application du fer chaud est encore très nuisible aux cheveux qu'elle dessèche et rend friables, en même temps qu'elle en altère la couleur et qu'elle en facilite la chûte. La substance médullaire est coagulée et se rétracte par la chaleur, l'épiderme du cheveu est brûlé, l'odeur qui s'exhale des cheveux que l'on frise le prouve ; la partie corticale se recoquille du côté que le fer touche, la vie est détruite dans la portion surchauffée du poil qui devient corps inerte, cassant, comme un cheveu de perruque ; et si la vie n'a pas été entièrement abolie dans la tige pileuse, la nutrition s'y fait encore, mais d'une manière imparfaite, le cheveu grisonne ou blanchit.

Ce premier cheveu blanc, qui cause tant de soucis, n'est-ce pas la mode qui l'a créé de toutes pièces en vous forçant à friser votre chevelure ? Suivez la mode et ce cheveu vous coûtera cher !

D'abord un complaisant ami vous l'arrachera, à ce qu'il dit, mais son dévouement se bornera à vous le briser au niveau du bulbe, et si la coquetterie vous pousse à épiler de ci de là, bientôt la nature voudra réparer le désordre, les bulbes plus actifs secréteront, proliféreront un nombre plus considérable de cellules pileuses, mais ce mouvement exagéré de réaction sera bien vite suivi d'un affaiblissement profond, et toute votre chevelure blanchira plus vite qu'elle ne l'eût fait, si vous n'eussiez enlevé les grisons hâtifs.

Les cheveux blanchissent parce qu'ils ne sont plus nourris, parce que les vaisseaux des bulbes pileux s'atrophient. C'est là un des premiers phénomènes de caducité. Il nous indique la fin de la période d'exubérance des sucs nutritifs. Il nous doit engager à régulariser notre existence, pour ne dépenser qu'une somme de forces égale à celle que nous possédons, car la nature serait impuissante à rétablir sans trouble, l'équilibre que nous aurions détruit par des excès, comme elle le faisait dans l'âge de vigueur.

Les adorateurs de la mode ne souscrivent pas volontiers à cet arrêt du sort. Une malheureuse qualité de la substance corticale du poil, leur permet de s'incrire facilement en faux contre dame nature ; cette propriété funeste la voici :

La substance corticale des cheveux se combine avec les oxydes métalliques qui la colorent.

Je dis que c'est une propriété funeste : d'abord parce qu'elle a fait fabriquer et mis en vogue des préparations dangereures pour la santé.

Ainsi l'une des plus usitées , l'*Eau de la Floride* qui, dit le prospectus, « rend à la chevelure sa couleur primitive, sans en altérer la nuance et sans causer le moindre inconvénient, car elle n'est composée que du suc de « PLANTES EXOTIQUES ET BIENFAISANTES. » Contient en réalité d'après l'analyse qui en a été faite par M. Réveil: acétate de plomb, 2,786.— soufre, 2,652. — eau, 94,562, près de 3 grammes 0/0 d'acétate de plomb.

Cet acétate de plomb et ce soufre , en présence de la matière organique , protéique de l'épiderme du poil, se transforme en sulfure de plomb qui colore en noir le cheveu. Mais, si une certaine dose de sel de plomb est absorbée par le poil , une quantité bien plus considérable est jetée dans le torrent de la circulation par les vaisseaux capillaires du cuir chevelu et davantage encore par les vaisseaux capillaires plus fournis, plus nombreux de la peau des joues, si l'opération tinctoriale a été faite sur la barbe, en même temps que sur les cheveux. Or ce n'est pas impunément que l'on introduit des sels de plomb dans l'organisme. Le plomb se combine avec l'albumine du sang ; il se forme un albuminate de plomb, corps étranger qui occasionne les désordres les plus graves : depuis la colique saturnine jusqu'à la paralysie et même à la folie. Et qu'on ne croit pas que j'exagère ; car me bornant à ce qui a été publié durant ces dernières années, je trouve deux cas d'accidents mortels déterminés par l'usage des cosmétiques à base de plomb, détaillés dans les journaux de médecine : L'un a été observé par M. Schotten et se trouve tout au long dans la Gazette médicale de Paris (avril 1861). Il s'agit d'un vieillard qui depuis cinq ans faisait chaque jour usage d'un cosmétique à base de plomb et qui est mort dans un accès convulsif après avoir souffert de coliques atroces, et avoir été atteint d'une paraplégie saturnine. Le 2ᵐᵉ a été rapporté par le journal de médecine de Francfort en 1862 ; c'était un homme de 55 ans, employé d'un ministère, qui se coiffait plusieurs fois par jour avec un peigne de plomb trempé dans du vinaigre. Il maintenait ainsi sa chevelure et sa barbe noires ; mais des symptômes d'intoxications apparurent, symptômes dont la cause fut d'abord méconnue et devinrent bientôt désespérants de gravité.

Dernièrement, appelé moi-même dans une ville voisine pour donner mes soins à une personne d'un âge mur que l'on disait atteinte de névralgie chronique de l'intestin, j'ai été assez heureux pour découvrir un liseré bleu des gencives, indice d'intoxication saturnine. L'examen minutieux des habitudes du malade m'a fait trouver le corps du délit : l'usage du peigne de plomb ; un traitement approprié a rendu à la santé cette victime de la coquetterie.

J'en suis doublement heureux aujourd'hui, puisqu'elle m'a donné l'idée de cette conférence. Mais je dois avouer qu'un hasard favorable a servi mon diagnostic, et que des secours plus tardifs n'eussent plus empêché la marche funeste de l'empoisonnement.

Toutes les chevelures n'étant pas noires, l'art du perruquier consiste à rendre à chaque cheveu sa couleur propre ; pour y parvenir, il suffit de modifier la composition des teintures, mais toujours à la condition qu'elles contiennent des sels métalliques attendu que les teintures végétales ne mordent pas sur les cheveux. A la température ordinaire quand on veut teindre en noir des cheveux morts, pour perruques, avec de la noix de gale et un sel styptique il faut les faire bouillir et les porter à 100°. Donc n'ajoutez aucune confiance à ces prospectus où sont pompeusement annoncées des teintures végétales pour les cheveux ; croyez bien que l'analyse chimique y fera découvrir des sels de mercure d'argent , de fer , de plomb, ou de bismuth et qu'elles agissent seulement par double décomposition et par la précipitation d'un oxyde métallique ou d'un sel insoluble.

Puisqu'on ne peut impunément changer la couleur des vrais cheveux, n'est-il pas loisible d'en porter des faux ? La plus part des dames de nos jours répondront que de fausses *nattes*, de magnifiques *anglaises* rehaussent la beauté. Certes, nos yeux nous l'affirment si bien que nous aurions tort de les contredire ; mais d'impitoyables savants ont osé porter sous le champ du microscope, des mêches de cheveux qui avaient fait battre leur cœur, et qu'ils avaient eu le bonheur d'obtenir comme gage d'une tendre affection. Certaines des ces mêches étaient des chèveux vivants, beaux de couleur, irréprochables de formes ; une humeur onctueuse, quelques grains de poussière altéraient seuls la pureté des lignes ; mais d'autres mêches avaient été taillées dans de fausses nattes : hélas, quel spectacle ! Tout un monde de végétaux et d'animalcules vivaient sur ce terrain d'un nouveau genre c'étaient :

L'Aspergillum commun. — Le Mycoderma acete. — Les Bactéries termo, catenula, punctum. — Et surtout , *l'Ixodes capitis !*

Les premiers êtres organiques dont j'ai cité les noms sont peu dangereux.

Mais l'Ixodes capitis, découvert en 1868 par M. Mauricet, occasionne des démangeaisons, ravage le cuir chevelu ; pénètre sous l'épiderme qu'il scie avec son suçoir, se loge dans le derme et fait naître ces pustules désagréables qui affligent, surtout pendant l'été, les porteurs de perruques ou de faux chignons. — Ce mal n'est pas grave d'ailleurs et quelques lotions avec une eau de toilette phéniquée suffisent pour le faire disparaître. Il ne peut-être confondu qu'avec certaines pustules *d'acné*, boutons qui proviennent de ce que des pommades rances ont enflammé les glandes sébacées, destinées à secréter l'humeur onctueuse qui imbibe la

surface des cheveux. Sous l'influence de cette inflammation le liquide huileux, le *sebum*, devient plus concret,
demeure dans la glande et passe à l'état de corps étranger. Telle est encore l'origine des boutons que les petites
maîtresses écrasent, sur le front, en les pressant entre
deux ongles et desquels il sort un prétendu *ver blanc;* ce
ver blanc n'est autre que du *sebum* concret.

Ceci m'amène à parler des dangers des mille ingré-
dients dont on fait usage tous les jours pour la toilette.

De tous les objets employés à cet effet le plus commun, le plus vulgarisé, c'est le *savon parfumé.*

Personne n'ignore à Marseille que le savon pur est un
composé de soude et d'huile. Ce composé qui ne tâche
plus comme l'huile, qui ne brûle plus comme la soude,
a le grand avantage de contenir un excès d'alcali. Une
expérience bien simple le démontre; il suffit d'introduire
dans une solution de savon un morceau de papier de tour-
nesol rougi par un acide faible, pour le voir redevenir bleu.

Or, la solution de savon pur étant mise en présence
d'un produit graisseux qui se trouve sur la peau, voici le
phénomène chimique qui se passe: l'excès d'alcali du
savon se combine avec l'huile du produit graisseux, et ce
nouveau savon, formé instantanément, se mêle à la
solution première.

Voilà comment le savon pur décrasse.

Mais si vous employez un savon parfumé et coloré, il
faudra tenir compte de la réaction chimique et du parfum et de la matière colorante.

La matière colorante est souvent un dangereux poison:
ainsi: le savon rose est coloré par le bissulfure de
mercure; le savon vert coloré par le sesqui oxyde de
chrôme.

Le parfum est ordinairement dû à une essence, et
toutes les huiles essentielles sont excitantes.

Donc absorption de principes délétères par la peau,
ou inflammation de l'épiderme ou du derme par les essen-
ces, voilà ce que vous gagnez à vous servir de savons
colorés et parfumés. — Bien des rougeurs piquetées de

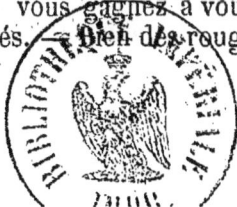

la face sont dues à l'usage quotidien de ces produits de la parfumerie.

Les *boutons de feu*, pour me servir du mot consacré, sont encore plus communs chez les personnes qui mélangent les vinaigres aromatiques (de Bully et autres) à l'eau savonneuse dont-ils se servent pour leur toilette. Le vinaigre décompose le savon, met à nu le corps gras qui séjourne et rancit dans les anfractuosités de la peau, et détermine des boutons *d'acné*, en enflammant les glandes sébacées des poils follets.

La mode veut qu'après avoir usé des savons, des eaux de toilette, des vinaigres, etc., on adoucisse la peau en la recouvrant de *poudres* ou de préparations odoriférantes connues sous le nom de *laits*.

La plus innocente de ces poudres est celle dite *de riz*. Mais si l'on doit se garder de juger les gens sur la mise, il faut aussi ne pas se fier à l'étiquette des produits de parfumerie ; et ce que l'on vend sous le nom de poudre de riz, n'est bien souvent que de la poudre d'amidon quelquefois mélangée de talc et de craie. Loin de conserver la fraîcheur du teint, cette poudre dessèche l'épiderme, empêche la transpiration insensible d'avoir lieu et peut occasionner ainsi des troubles de la santé.

Les prétendus laits, sont des préparations bien autrement malfaisantes. Nous retrouvons ici les sels de plomb, de mercure etc., que nous avons vu employés pour teindre les cheveux. Ils sont utilisés pour obtenir le blanc, comme ils l'étaient pour reproduire le noir, parce que certains composés insolubles à base de plomb sont d'une blancheur mate incomparable, de même que le sulfure de plomb est d'un noir à reflets métalliques brillants.

Par exemple, le *lait antéphélique* pompeusement vanté « pour prévenir toute atteinte à la pureté ou à l'état du teint, lui conserver sa fraîcheur et sa clarté, etc, » se compose d'après M. Réveil de : Bichlorure de mercure 1,075. — Oxyde de plomb hydraté 4,010. — Eau 122,715. — A. sulfurique. Ce lait étant mis au contact de la peau qu'arrive-t-il ? Le même phénomène qui se produit

quand on verse dans une solution de bichlorure de mercure, une solution d'acetate de plomb : il y a double
décomposition, formation d'un acetate de mercure solu-
ble et d'un chlorure de plomb, précépité blanc insoluble.
Lorsqu'on étend du lait antéphélique sur la peau, c'est
ce précipité de chlorure de plomb qui la blanchit, mais
non sans inconvénients, car sous l'influence du contact
de l'air et des produits sulfurés de la transpiration, le
chlorure se transforme bientôt en sulfure noir de plomb,
ou bien le plomb réduit à l'état métallique, pénètre à
travers l'épiderme, s'y incruste et donne à la peau ce
reflet pointillé bleuâtre que certaines personnes confon-
dent avec le hâle, mais qui pour de plus grands con-
naisseurs est la marque indélébile d'efforts tentés pour
dissimuler l'âge. — Or vous savez combien le monde
malin charge d'années ceux qui paraissent vouloir cacher
leur acte de naissance.

En dehors de l'inconvénient majeur que je viens de
signaler, les laits à base de sels mercuriels ou saturnins,
peuvent être absorbés par la peau des joues, si riche en
vaisseaux ; et les graves désordres de l'organisme dont
j'ai déjà parlé en sont la conséquence.

Je dois encore parler des bains dans lesquels ont fait
entrer tant de substances aromatiques, tant de vinaigres
de toilette, toutes matières excitantes qui ont le double
désavantage de durcir l'épiderme ou bien de l'assouplir
et de réagir sur l'économie toute entière.

Pour bien concevoir l'influence funeste que ces bains
produisent sur l'organisme, il ne faut pas oublier que la
peau, d'une part, et la muqueuse du tube digestif de
l'autre sont unies par la plus étroite sympathie, de telle
sorte qu'un acte qui se passe sur la première, retentit
infailliblement sur la seconde. Excitez la peau, outre
mesure, par des bains aromatiques et vous aurez à
redouter une série d'affection graves de l'estomac ou des
intestins. Opposez-vous au libre accomplissement des
fonctions des glandes de la peau, surtout des glandes qui
secrètent la sueur, (*sudoripares*) et sous peu, des troubles sérieux des fonctions digestives, puis concurrem-
ment de la circulation et de l'innervation, en seront la
conséquence.

C'est pourquoi on doit se borner à user des bains ordinaires rendus plus émollients par des sachets de son ou d'amidon ou de graine de lin, mais n'employer qu'avec réserve ces bains excitants, odoriférants qui sont de véritables remèdes.

Je suis naturellement conduit à vous prémunir, puisque je parle des fonctions de la peau, contre la mode du décolleter si dangereuse et même si meurtrière.

Dans les traités d'Hygiène, surtout dans le livre classique de M. Michel Lévy, vous trouverez une apologie du nud; habituer la peau à l'impression du froid est pour une certaine école, le moyen le plus sûr de prévenir les catarrhes, les rhumes et tout le cortège des affections des bronches ou du larynx. Le principe est vrai, mais à une condition, c'est qu'on l'applique d'une manière constante, c'est qu'on s'y habitue progressivement. Par ce système d'entraînement et de gymnastique spéciale de la peau, si je puis me servir de l'expression, on fait supporter le froid de la scène, les courants d'air des coulisses aux acteurs et aux actrices. Les conditions sont-elles les mêmes pour les femmes qui ne se décolletent que par occasion et qui restent emmitouffées habituellement. Point du tout, les glandes sudoripares sont accoutumées à secréter en abondance, une douce moiteur humecte une peau amollie par le luxe, garantie de l'atteinte des frimas par la flanelle, le lin, la soie et les fourrures, puis, à un instant donné, on supprime ces enveloppes multiples et subitement on expose à l'air froid, ce qui était le plus couvert.

La transition est trop brusque, et c'est vouloir s'exposer à de cruels mécomptes. On ne pourrait impunément sacrifier ainsi à la mode des soirées, que si les salons étaient à une température d'au moins 15°. Or, dans le midi surtout, les fermetures peu soignées des portes et des fenêtres, l'établissement peu avantageux des foyers de cheminées, rendent difficile à ce sujet, le maître de maison; et si vers la fin de la réception souvent l'on suffoque de châleur dans les salles de danse, disons prosaïquement, que parfois il faut grelotter au début.

On ne peut donc se décolleter, sans se hasarder, dans

la majorité des cas, à recevoir l'impression du froid sur les épaules nues, c'est-à-dire sans s'exposer à la cause occasionnelle la plus évidente, la plus certaine de la suppression de la sueur.

Et sait-on quelles sont les conséquences de cette suppression de la sueur ? Ce ne sont pas seulement des grippes, des catarrhes, des rhumes, ces mille bobos qui rendent les femmes si intéressantes et passent avec les frimas, ce sont encore et surtout des affections graves et profondes de l'économie, d'autant plus sérieuses que souvent il leur est attribué de fausses origines.

Que de névralgies, que de maux d'estomac, que de tristes infirmités martyrisent votre existence, pauvres femmes qui avez bien innocemment sacrifié quelques heures à la mode dans de mauvaises conditions hygiéniques.

Les cas de ce genre ne sont pas rares. Dans les auteurs anciens et dans les plus modernes on en retrouve de relatés tout au long; mais il existe une série bien plus nombreuse d'observations de maladies, d'autres organes que l'estomac, reconnaissant pour cause originelle la même perturbation des fonctions de la peau; et je ne serai pas éloigné du vrai en rapportant à ce trouble fonctionnel, l'abondance en général de tous les flux muqueux chez les femmes du monde.

Faut-il donc ne pas se décolleter ? Je suis moins radical, et mon rôle de médecin m'autorise à être satisfait, si toutes les précautions sont prises pour assurer une température de 15° au minimum dans les salons de réception.

Que dire maintenant de la mode ridicule de serrer la taille et de comprimer les seins dans les corsets à busc ? Vraiment il faut que les dames ignorent les effets de la compression, pour s'adapter journellement ces instruments de torture : la compression exercée sur le tissus graisseux et sur les glandes, détermine sûrement leur atrophie, et si les femmes du peuple peuvent remplir leurs devoirs de mères, tandis que la plus part des dames du meilleur monde en sont incapables, c'est de la mode du corset, répudiée par les unes, acceptée par les autres, que vient la différence.

Les anciennes Romaines élégantes, qui s'entendaient mieux que nos plus fines Parisiennes en coquetterie, soutenaient et faisaient valoir leurs formes par un bandage nommé *fascia* qui relevait les seins et ne les comprimait pas. Plus près de nous, jusqu'au moyen âge, les plus grandes beautés se sont servies de gilets en toile forte, garnis de rubans ; ces gilets laissent à la taille toute la souplessse et ses gracieuses tournures naturelles, Le règne du style gothique a malheureusement influé sur la mode et c'est de cette époque, que date l'introduction, dans nos mœurs, de l'usage du corset à buscs. — Oui, au milieu de ces ogives élancées dans ce château à salles longues, et étroites, une femme bien maigre, sèche, à taille de guêpe, à collerette bien raide, à cheveux étagés sur la tête, me paraît à sa place, elle est en harmonie avec l'habitation, si elle y vit en douairière grincheuse, revèche, superstitieuse, c'est le personnage légendaire que je rêve, mais jeunes gens est-ce la femme de vos soupirs ?

Non, vous voulez une compagne forte, douce, qui vous donne toutes les joies de la famille, eh bien ! au risque de paraître paradoxal, je soutiens qu'une femme déformée par le corset est incapable de vous donner ces joies. « En effet la compression du corset a changé la direction naturelle des côtes, elle les a resserrées et enfoncées, elle a aussi considérablement diminué les deux diamètres de la poitrine ainsi que l'espace triangulaire vulgairement appelé creux de l'estomac. Les poumons, le cœur, le foie, la veine-cave inférieure, l'estomac, la plus part des organes sont refoulés par cette compression permanente ; les fonctions pulmonaires, circulatoires, digestives et reproductives éprouvent une gêne d'autant plus grande que le corset est mieux adapté à la personne. L'estomac ne pouvant recevoir la quantité d'aliments nécessaires à la nutrition, le corps languit, les muscles pectoraux et lombaires perdent peu à peu leur vigueur et deviennent insuffisants à soutenir le tronc ; les muscles du dos s'affaiblisssent au point qu'une femme habituée au corset ne sait plus se tenir dès qu'elle en est privée. L'obstacle apporté au libre exercice des quatre principales fonctions de l'économie, entraîne les plus graves désordres et occasionne, la stase du sang dans les poumons et le foie, des crachements de sang, des palpitations, des suffocations, des syncopes, l'engorgement des viscères abdominaux, des gastralgies, des dyspepsies, l'engorgement d'organes intérieures. des grossesses pénibles, des accouchements douloureux, des avortements, la stérilité ».

Ce tableau, très vrai, esquissé par M. Debay ne me donne-t-il pas raison? Et n'est-il pas juste de dire qu'une femme martyrisée par cet abus, n'est plus susceptible de goûter toutes les joies de la famille, puisque l'altération de sa santé est, désormais, pour elle, une cause d'angoisses?

Je ne m'arrêterai pas plus longtemps sur ce sujet; d'autant plus que le bon goût a fait justice de ces prétendues délicieuses tailles de guêpes si prisées autrefois; la mode change, et bientôt toutes les femmes se souviendront de la saillie que Lambert Thiboust a mise dans l'un de ses plus sémillants vaudevilles : « celle que j'aime n'est pas un hanneton... bref pour tout dire, mon cher, elle a quinze ans et pas de corset ».

Pour que la vie circule librement dans nos organes, il ne faut de compression sur aucun point du corps; les cravates serrées favorisent les apoplexies, les jarretières placées au dessous du genoux empêchent le retour du sang par les veines de la jambe superficiellement placées, elles rendent le pied gros et prédisposent aux varices; la forme des souliers a été heureusement modifiée par la dernière mode qui prescrit d'élargir l'extrémité, destinée à recevoir les orteils, lorsque cette partie était étroite, les doigts du pied chevauchaient l'un sur l'autre, des excoriations vulgairement nommées œils de perdrix survenaient entre les orteils, tandis que l'épiderme durci donnait naissance à des cors au petit doigt et à des oignons au niveau de la tête de la phalange du pouce, enfin, la portion de chair de ce gros orteil pincée entre le soulier et l'ongle, était déchirée par ce dernier qui s'incarnait et causait de cruelles souffrances. Il est fâcheux d'avoir à reprocher à ces intelligents cordonniers du XIXᵉ siècle, leur faible pour les talons élevés qui ren-

dent la marche moins sûre et luxent'le coude pied ; on ne
peut leur en vouloir, puisqu'ils ne sont point les inven-
teurs de cette machine à torture, mais les femmes qui
en usent feront bien d'avoir à l'esprit ces vers du poëte
Chaulieu, à propos des pâtins :

Paris cède à la mode et change ses parures,
Ce peuple imitateur et singe de la cour,
A commencé depuis un jour
D'humilier enfin l'orgueil de ses coiffures :
Mainte courte beauté s'en plaint, gronde et tempête
Et, pour se rallonger, consultant les destins,
Apprend d'eux qu'on retrouve en haussant ses patins,
La taille que l'on perd en abaissant la tête.

La coiffure de l'homme peut-être ridicule mais elle
existe. Depuis deux ans, celle de la femme a disparu —
plus de chapeau ; — imprudentes ! Voulez-vous savoir ce
qui résulte d'une pareille mode, jadis déjà suivie : elle
ride de bonne heure le front et le tour des yeux, produit
un clignotement désagréable ; occasionne des fluxions,
des catarrhes et des ophtalmies. Heureusement cette
mode aura bientôt fini son temps, n'apercevons nous pas
déjà sur nos promenades les jolis chapeaux de bergères,
et ne nous annonce-t-on pas les chapeaux en papier plus
dignes de fixer l'attention que bien d'autres papiers en
circulation à la Bourse, ou chez les libraires ?

Je termine ici ma conférence, heureux si j'ai pu faire
comprendre les dangers qui résultent de la mode, pour
la santé. Si je ne craignais d'abuser de vos instants, que
de considérations n'ajouterais-je pas ! Ne faudrait-il pas
vous dire l'influence mauvaise exercée sur l'économie
par l'envie de paraître plus riche qu'on ne l'est ; les
médecins seuls qui pénètrent dans l'intimité des familles
savent bien à quels prix certaines gens obtiennent ces
falbalas, ces beaux atours avec lesquels le prolétaire croit
éclipser son voisin plus fortuné. Malheur à la nation qui
pardonne à ce faux luxe, malheur parce que l'honnête
famille de l'artisan ouvre dès lors sa porte à tous les vices;
malheur, parce que la mère de famille économise sur la
substance de ses enfants pour la vanité de les mieux
parer ; malheur, parce que l'épargne devient impossible,

la vie d'intérieur délaissée pour l'agitation et le bruit. Les tortures de la convoitise, l'excès des dépenses, les privations. mènent sûrement ces esprits égarés à l'immoralité, à la ruine ou à la maladie.

Si je prononce ces paroles devant vous, mesdames, devant vous qui appartenez à la classe la plus intelligente et la plus éclairée de la Socièté Marseillaise, c'est avec la profonde conviction que vous userez de toute votre influence pour combattre ces mauvais penchants du peuple, c'est une croisade de charité qu'il faut entreprendre avec délicatesse qu'il faut mener à bonne fin, à force de persévérance ; la tâche est lourde, mais vous n'y faillirez pas. votre passé m'en est un sûr garant : car depuis longues années le nom de *Dame Marseillaise* est synonyme de *courage et vertu*.

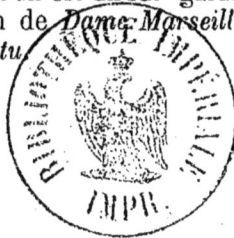

MARSEILLE — TYP. ET LITH. MARIUS OLIVE, RUE PARADIS, 99.

29